Fr. MAGENDIE.

LEÇON

D'OUVERTURE DU COURS DE MÉDECINE

DU COLLÉGE DE FRANCE.

Paris. — Imprimerie de L. MARTINET, rue Mignon, 2.

Fr. MAGENDIE.

LEÇON

D'OUVERTURE DU COURS DE MÉDECINE

DU COLLÉGE DE FRANCE

(29 FÉVRIER 1856)

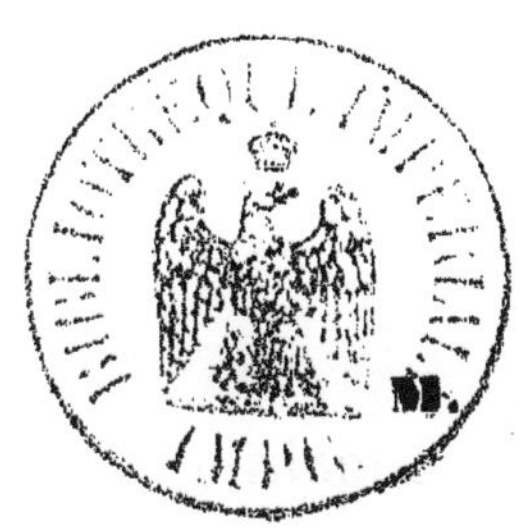

PAR

M. CLAUDE BERNARD,

PROFESSEUR.

PARIS,

CHEZ J.-B. BAILLIÈRE,

LIBRAIRE DE L'ACADÉMIE IMPÉRIALE DE MÉDECINE,

Rue Hautefeuille, 19.

1856.

LEÇON D'OUVERTURE

DU

COURS DE MÉDECINE

DU COLLÉGE DE FRANCE.

(29 FÉVRIER 1856.)

FR. MAGENDIE.

MESSIEURS,

Depuis notre dernière réunion dans cette enceinte, nous avons perdu M. Magendie (1), l'une des gloires de la médecine et de la physiologie françaises.

Aujourd'hui, lorsque pour la première fois je suis appelé à prendre la parole devant vous comme successeur de ce professeur célèbre, je vous demande la permission de vous entretenir de l'homme illustre qui a droit à notre admiration et à la reconnaissance de la postérité pour l'influence immense et salutaire qu'il exerça, pendant plus de quarante ans, dans les sciences médicales.

(1) Magendie (François), né à Bordeaux le 15 octobre 1783, est mort à Paris le 8 octobre 1855.

Il est bien naturel que des témoignages de justice soient rendus à M. Magendie dans cette chaire, devant un auditoire qui l'a connu et a pu l'apprécier, devant vous, messieurs, qui, ici même, avez été témoins de mes débuts dans la carrière scientifique et les avez constamment encouragés par votre bienveillance. Vous comprendrez que je saisisse cette occasion avec d'autant plus d'empressement, qu'il s'y rattache pour moi le sentiment d'un devoir à remplir envers celui qui fut mon maître et m'honora particulièrement de son estime et de son amitié.

M. Magendie n'est pas un de ces hommes dont on puisse donner une idée suffisante en se bornant à énumérer leurs ouvrages ou à signaler les découvertes dont ils ont enrichi la science. Cette tâche serait d'ailleurs impraticable pour nous en ce moment. M. Magendie a fait tant de travaux importants et tant de découvertes capitales; il a soumis à son expérimentation propre un si grand nombre de points divers de l'anatomie et de la physiologie, de la médecine, de l'hygiène, etc., qu'il faudrait, pour suivre ce savant illustre partout où il a porté son investigation, tracer en quelque sorte l'histoire des sciences dont nous venons de parler depuis le commencement de ce siècle. Mais, outre ses grands travaux, il y a quelque chose, à mon sens, de plus important encore à considérer dans M. Magendie. C'est l'influence qu'il a exercée sur les progrès de la science par son esprit, non-seulement parce que c'était un esprit d'élite et de premier ordre, mais parce qu'il était doué d'une tendance scientifique des plus fortes et d'une direction expérimentale inflexible qui a constamment maintenu la science médicale dans la bonne voie. Aujourd'hui, c'est sous ce point de vue seulement que je désire vous montrer rapidement les traits principaux du caractère scientifique de M. Magendie.

L'influence de M. Magendie dans les sciences physiologiques a été considérable, et il a droit, sous ce rapport, à la reconnaissance toute spéciale des physiologistes expérimentateurs. Ce témoignage lui a déjà été rendu par un grand physiologiste. Celui dont la voix est la plus autorisée de toutes, M. Flourens, l'illustre secrétaire perpétuel de l'Académie des sciences a déjà prononcé à ce sujet, sur la tombe de M. Magendie, des paroles éloquentes et profondément senties, données comme l'avant-propos de l'appréciation que le monde savant attend de lui sur son confrère de l'Académie des sciences.

Quand on veut juger l'influence qu'un homme a eue sur ses contemporains, ce n'est point à la fin de sa carrière qu'il faut le considérer, lorsque tout le monde pense comme lui; c'est au contraire à son début qu'il faut le voir, quand il pense autrement que les autres. Pour comprendre M. Magendie, il faudra nous reporter au commencement de ce siècle et le voir en face de la science médicale et physiologique de ce temps. De cette manière seulement on pourra bien comprendre ce qu'il a fait et apprécier les services qu'il a rendus.

Lorsque M. Magendie publia ses premiers travaux, la médecine et la physiologie en France étaient dominées exclusivement par les idées anatomico-vitalistes de Bichat, qui faisaient alors réaction contre les théories iatro-mécaniques ou chimiques de Borelli, Sylvius de le Boé, Boerhaave, etc. Les phénomènes de la vie ont toujours eu, en effet, le singulier privilége d'apparaître aux physiologistes et aux médecins sous une double face : les uns, appelés *vitalistes*, n'y voulant voir que des actions spéciales n'ayant aucun rapport avec les lois physiques ou chimiques ordinaires et s'accomplissant exclusivement sous l'influence d'une force particulière appelée *vie*, *force vitale*, etc.; les autres, appelés *matérialistes*, *iatro-mécaniciens*, *chimistes*, etc., ne voyant dans les manifestations de la vie rien autre chose que des phénomènes d'ordre physique et chimique soumis aux lois ordinaires qui régissent ces mêmes phénomènes en dehors de l'organisme. L'histoire nous apprend encore que ces deux manières de voir se sont toujours succédé en se renversant l'une l'autre, ou plutôt en se remplaçant ; car au fond il n'y a jamais rien de réel qui soit renversé. Les mots, les interprétations seules changent; mais les faits nouveaux qui ont surgi dans ces efforts successifs subsistent toujours, et restent debout comme les bases inébranlables de la véritable science.

C'est vers 1808 et 1809 que M. Magendie apparut dans la médecine, et Bichat était mort en 1802. Cet homme, d'un génie étonnant, physiologiste-anatomiste par excellence, créa l'anatomie générale, et du même coup la physiologie anatomique. Dans ses *Recherches sur la vie et la mort*, Bichat encadra anatomiquement, et les fonctions de la vie, et les mécanismes de la mort. Dans son *Traité des membranes*, et dans son *Anatomie générale*, qui n'en est que le développement, il voulut réaliser une vaste conception consistant à réduire, à l'instar de la chimie qui venait de se constituer, les tissus anatomiques et les phénomènes physiologiques à des éléments simples, et à localiser toutes les fonctions de la vie dans des attributs propres à chaque tissu vivant qu'il désigna sous le nom de *propriétés vitales*, par opposition aux propriétés physiques ou chimiques qui n'existaient, suivant lui, que dans les êtres bruts ou non vivants. « Il y a dans la nature, disait-il, deux classes d'êtres, deux classes de propriétés. Les êtres sont organiques ou inorganiques, les propriétés vitales ou non vitales. Sensibilité, contractilité, voilà les propriétés vitales. Gravité, élasticité, affinité, etc., voilà les propriétés non vitales. » A chaque système de tissu anatomique correspondaient des propriétés vitales déterminées, et chaque phénomène de la vie avait nécessairement pour point de départ une propriété vitale qui n'était que la manifestation fonctionnelle du tissu. La maladie elle-même n'était qu'une déviation des propriétés vitales élémentaires nécessairement liées à des altérations de tissu déterminées.

Une telle généralisation dans laquelle tout se trouvait uni par la déduction logique, le tissu anatomique, la propriété vitale, les phénomènes physiologiques et pathologiques, était bien faite pour séduire et entraîner tous les esprits. C'est, en effet, ce qui arriva, et l'on peut s'en convaincre en lisant les ouvrages de cette époque.

Mais Bichat était mort ayant eu à peine le temps de livrer à la postérité le fruit de son génie, et ses successeurs immédiats, lancés sur cette pente glissante et dangereuse de la déduction anatomique, se contentaient de leurs créations systématiques et avaient perdu de vue l'expérimentation, qui seule peut permettre de conclure et empêcher de s'égarer. Non-seulement le système des vaisseaux exhalants, les propriétés vitales de contractilité sensible, insensible, organique, animale, etc., etc., furent acceptées comme des réalités, mais l'imagination, toujours aidée de la logique pour mieux séduire, en quelque sorte, la raison, avait inventé une foule d'autres propriétés encore plus imaginaires, telles que la propriété d'absorption spermatique, et beaucoup d'autres dont on trouve la liste dans les ouvrages du temps. Enfin chacun voulait avoir une force vitale spéciale pour le moindre phénomène de l'organisme, et c'était là une tendance par laquelle tous les médecins étaient aveuglément entraînés.

M. Magendie était alors au centre de ce mouvement d'idées systématiques dans l'école de médecine de Paris, à laquelle il était attaché comme prosecteur vers 1808.

M. Magendie était d'un caractère naturellement indépendant. Son esprit droit, très pénétrant, était très peu enthousiaste; au contraire, il était toujours porté par son premier mouvement vers le scepticisme. D'un autre côté, il fut lié de bonne heure avec l'un des plus grands génies dont s'honore notre pays, avec Laplace, auprès de qui il puisait le sentiment de la véritable science. L'illustre savant, qui, dans sa jeunesse, avait lui-même avec Lavoisier fait un mémoire sur la respiration des animaux, avait toujours conservé beaucoup de goût pour la physiologie. L'esprit positif et critique de M. Magendie lui plut, et il lui accorda son amitié et son puissant patronage.

M. Magendie ne se laissa donc pas emporter par le tourbillon commun; il s'en détacha, au contraire. Il protesta contre la tendance d'alors, non-seulement par le fait, car il suivit une tout autre voie; mais il protesta aussi en paroles, et le premier mémoire physiologique de M. Magendie publié en 1809 et intitulé : *Quelques idées générales sur les phénomènes particuliers aux corps vivants* (1), est une critique des propriétés vitales de Bichat, surtout de l'abus étrange qu'en avaient fait ses successeurs en multipliant leur nombre à l'infini. « Pourquoi donc, disait M. Magendie, faut-il, à propos de chaque phénomène des corps vivants, inventer une force vitale particulière et spéciale. Ne pourrait-on pas se contenter d'une seule force qu'on nommerait *force vitale* d'une manière générale, en admettant qu'elle donne lieu à des phénomènes différents suivant la structure des organes et des tissus

(1) *Bulletin des sciences médicales*, p. 145.

qui fonctionnent sous son influence. Mais cette force vitale unique n'est-elle pas encore trop? N'est-ce pas là une simple hypothèse, puisque nous ne pouvons pas la saisir? et il serait plus avantageux que la physiologie commençât seulement à l'instant où les phénomènes des corps vivants deviennent appréciables à nos sens. »

C'est dans ces circonstances qui entourèrent M. Magendie au début de sa carrière qu'il faut trouver les raisons des idées et des tendances de toute sa vie. Venu au milieu de l'abus d'un système qui avait fait abandonner complétement la voie de l'expérience, et qui avait amené les physiologistes et les médecins à se payer de mots et à expliquer les phénomènes de la vie par des forces vitales pour la plupart imaginaires, M. Magendie prit nécessairement en aversion toutes les théories et tous les systèmes. Il voulut mettre à leur place l'expérience seule sans mélange d'aucun raisonnement; il résolut de plus de déposséder les propriétés vitales, et de leur substituer des phénomènes physiques et chimiques s'accomplissant dans l'organisme vivant.

M. Magendie avait pour l'esprit de système une répulsion vraiment extraordinaire. Toutes les fois qu'on lui parlait de doctrine ou de théorie médicales, il en éprouvait instinctivement une espèce de sentiment d'horreur. Cela lui faisait l'effet que produit une note fausse sur l'oreille exercée d'un musicien. Il répondait toujours de la même manière. « *Tout cela*, disait-il, *ne sont que des paroles*. » M. Magendie a conservé toute sa vie cette antipathie pour le raisonnement en médecine et en physiologie. Vous l'avez souvent entendu ici s'élever contre ce qu'on appelle telle ou telle doctrine, la doctrine de Montpellier, par exemple, et la doctrine de Paris. Tout cela, disait-il encore, n'a rien de scientifique. Ne rirait-on pas d'un physicien ou d'un chimiste qui, à propos de sa science, viendrait parler de la doctrine de Montpellier ou de la doctrine de Paris, comme si les propriétés de l'oxygène, des métaux et les lois de l'électricité étaient autres à Montpellier qu'à Paris. Eh bien! est-ce que les phénomènes physiologiques, la nature des maladies, les effets des médicaments, sont différents à Paris et à Montpellier. Non, sans aucun doute. Vous voyez donc, ajoutait M. Magendie, que les doctrines dont vous parlez ne sont que des mots dont vous vous payez, et avec lesquels vous entretenez votre ignorance au lieu de chercher à en sortir par l'expérimentation.

Mais l'idée dominante de M. Magendie fut de fixer d'une manière définitive la méthode expérimentale dans la médecine et la physiologie.

La méthode expérimentale est aussi vieille que la science elle-même, car il n'y a pas d'autre manière de lui faire faire des progrès. En physiologie, c'est l'expérimentation qui, depuis Galien, nous a successivement apporté les connaissances positives que nous possédons aujourd'hui. Bien que, depuis Galilée et Bacon, cette méthode eût été introduite dans les autres sciences, elle n'avait pu entrer encore définitivement dans les sciences médicales et physiologiques où elle était sans cesse entravée et étouffée par les disputes scolastiques. Le souvenir que l'histoire nous a conservé de ces temps peut avoir son intérêt au point de vue de l'histoire de l'esprit humain, mais il est tout à fait stérile pour la science elle-même. Ce n'était que de loin en loin qu'avaient brillé de vrais expérimentateurs, tels que Aselli, Pecquet, Harvey, Spallanzani, etc. Plus près de M. Magendie avaient expérimenté Haller et Bichat lui-même. Toutefois Bichat n'était pas un pur expérimentateur, et il avait voulu, comme il le dit lui-même dans la préface de ses *Recherches sur la vie et la mort*, allier la méthode expérimentale de Haller et de Spallanzani avec les vues grandes et philosophiques de Bordeu. Mais, il faut le dire, dans cette alliance périlleuse, l'expérimentateur succomba bien vite, et si Bichat s'était appuyé d'abord sur des faits fournis par l'expérience, il ne la consulta plus, quand, entraîné par son esprit de système, il créait les propriétés vitales de contraction sensible, insensible, d'exhalation, etc. A ce moment, les vues grandes et philosophiques de Bordeu avaient asservi et tué la méthode expérimentale de Haller.

C'est sans doute par un sentiment instinctif et profond qu'il y avait danger pour l'expérimentation à être mêlée aux vues philosophiques de l'esprit, que M. Magendie, qui fut le pur expérimentateur par excellence, ne voulut jamais entendre parler que du résultat expérimental brut et isolé, sans qu'aucune idée systématique intervînt ni comme point de départ, ni comme conséquence. Lorsqu'on lui disait : Suivant telle loi, les choses doivent se passer ainsi ; ou bien : L'analogie indique que les phénomènes auront lieu de telle ou telle manière. Je n'en sais rien, répondait-il ; expérimentez et vous direz ce que vous aurez vu. *Expérimentez*, telle est la réponse invariable qu'il a faite pendant quarante ans à toute question de ce genre. Le culte de l'expérimentation ne fut jamais porté aussi loin ; le raisonnement et l'induction n'étaient absolument rien pour M. Magendie, et à ce propos il me vient en souvenir un fait que je lui ai entendu raconter et que je vais vous citer.

Un des grands savants dont s'honore l'Allemagne, le célèbre Fr. Tiedemann, vint autrefois, dans un de ses voyages à Paris, rendre visite à M. Magendie, qui à ce moment s'occupait de ses recherches sur le liquide céphalo-rachidien. M. Magendie lui offrit, ainsi que cela se pratique entre savants, de lui montrer ses expériences et de lui faire voir le fluide céphalo-rachidien oscillant au-dessous du feuillet viscéral de l'arachnoïde. « Cela est contraire, répliqua Tiedemann, à la loi de Bichat que nous connaissons sur la physiologie des séreuses. Jamais les liquides sécrétés par ces membranes ne sont en dehors d'elles ; ils sont renfermés dans leur cavité. — Je n'ai pas à me préoccuper, répondit M. Magendie, si c'est en désaccord ou non avec la loi de la physiologie des séreuses, mais je me charge de vous montrer par une expérience sur un animal vivant, que le liquide céphalo-rachidien est sous le feuillet viscéral de l'arachnoïde. » Et vous savez, en effet, que M. Magendie a prouvé que ce liquide n'est pas placé dans la cavité arachnoïdienne, comme l'avait cru Bichat.

Ainsi, vous le voyez, M. Magendie se méfiait extraordinairement du raisonnement, et il craignait toujours que l'imagination, en falsifiant involontairement les faits, n'amenât encore l'esprit de système et l'abandon de la méthode expérimentale. Des personnes ont dit que M. Magendie aimait trop le fait brut, qu'il n'était pas assez généralisateur, et qu'à cause de cela il n'avait pas laissé dans la science de grands systèmes ou établi de grandes théories. M. Magendie eût certainement été très heureux d'entendre une semblable réflexion sur son compte. Après avoir combattu les systèmes et les doctrines toute sa vie, il eût été fâcheux qu'il en laissât après lui. Il estimait plus les expérimentateurs que les philosophes. Il redoutait les tentatives d'une généralisation prématurée ; il pensait que celle-ci se faisait très facilement, et pour ainsi dire toute seule, quand le nombre des faits était suffisant. Récolter des matériaux nouveaux, suivant lui, telle devait être pour le moment la préoccupation unique du physiologiste. Dans nos conversations familières, il m'a quelquefois exprimé sa pensée à ce sujet d'une façon à la fois pittoresque et satirique qui rend bien son idée et rappelle en même temps l'originalité piquante de l'esprit de M. Magendie. Chacun, me disait-il, se compare dans sa sphère à quelque chose de plus ou moins grandiose, à Archimède, à Michel-Ange, à Newton, à Galilée, à Descartes, etc. Louis XIV se comparait au soleil. Quant à moi, je suis beaucoup plus humble, je me compare à un chiffonnier : avec mon crochet à la main et ma hotte sur le dos, je parcours le domaine de la science, et je ramasse ce que je trouve.

Mais, si M. Magendie n'eut pas l'ambition de laisser des doctrines, il a voulu laisser après lui des expérimentateurs pour assurer l'avénement définitif de la méthode expérimentale dans les sciences médicales, et sous ce rapport il a la gloire d'avoir complétement atteint son but. Considérez ce qu'était la physiologie expérimentale avant M. Magendie. Les expérimentateurs n'y apparaissaient que de loin en loin. Voyez même les physiologistes et les médecins du commencement de ce siècle : les expérimentateurs y étaient rares, on les comptait. Aujourd'hui c'est bien différent, on ne compte plus les physiologistes qui font des expériences, on compte, au contraire, ceux qui n'en font pas, et les physiologistes non expérimentateurs sont des anomalies qui, désormais, ne se comprendront plus.

A l'étranger, la méthode expérimentale s'est partout propagée et répandue dans la science physiologique. Naguère encore la physiologie en Allemagne était dominée par les systèmes philosophiques, aujourd'hui elle marche à grands pas dans la voie expérimentale. Dans beaucoup d'universités allemandes il existe ce qu'on appelle des *Instituts physiologiques* qui ne sont autre chose que des laboratoires dans lesquels les expériences sur les animaux vivants se trouvent convenablement aidées par le secours des sciences physiques et chimiques, pour arriver à la connaissance des phénomènes qui s'accomplissent dans les organismes vivants. Toutes ces choses, remarquez-le bien, sont de date récente, et elles ont suivi l'impulsion qui avait été donnée en France à la physiologie expérimentale.

Mais les physiologistes expérimentateurs ne doivent pas oublier un autre service réel que M. Magendie leur a encore rendu en habituant, pour ainsi dire, le public à l'idée de la nécessité scientifique des expérimentations sur les animaux vivants.

Les préjugés sont de toutes les époques. Pendant longtemps les progrès de l'anatomie furent arrêtés par le respect superstitieux des cadavres. De même, la physiologie fut entravée par l'horreur des expériences sur les animaux vivants. Celles-ci étaient autrefois reléguées et comme cachées au public dans le fond des écoles. Aujourd'hui on peut afficher dans les rues de Paris des cours de vivisections qui se font dans des maisons particulières. En Angleterre, ce préjugé persiste encore, et c'est un des grands obstacles qui ralentissent le développement de la physiologie expérimentale dans ce pays.

Toutefois si, comme vivisecteur, M. Magendie s'est mis au-dessus des préjugés, il ne les a cependant jamais bravés avec ostentation, et il expliquait dans ses cours comment la science des phénomènes de la vie, devant être faite sur le vivant, nécessitait les vivisections, et comment ces sortes d'expériences, dominées et inspirées par le sentiment scientifique, ne méritaient pas plus le reproche de cruauté que les vivisections du chirurgien dominé par l'idée de sauver la vie à son malade. Je puis vous citer un fait dont j'ai été témoin et qui vous prouvera ce que je viens de dire.

Il y a quinze ans, j'étais alors préparateur de M. Magendie, et je l'assistais dans une expérience, lorsque nous vîmes entrer un homme d'un âge respectable, grand, vêtu de noir, gardant sur sa tête un chapeau à très larges bords, portant un habit à collet droit et des culottes courtes. A ce costume, il nous fut facile de comprendre que nous étions en face d'un quaker. « Je demande, dit-il, à parler à Magendie. » M. Magendie se désigna et le quaker continua : « J'avais entendu parler de toi, et je vois qu'on ne m'avait pas trompé ; car on m'avait dit que tu faisais des expériences sur les animaux vivants. Je viens te voir pour te demander de quel droit tu en agis ainsi, et pour te dire que tu dois cesser ces sortes d'expériences, parce que tu n'as pas le droit de faire mourir les animaux ni de les faire souffrir, et parce qu'ensuite tu donnes un mauvais exemple et que tu habitues tes semblables à la cruauté. » Tous les objets d'expérimentation furent soustraits immédiatement aux yeux, et M. Magendie développa les arguments justificatifs des vivisecteurs. « Il faut, répondit-il au quaker, se placer à un autre point de vue pour juger les expériences sur les animaux vivants. Il est certain que si elles n'avaient pas pour but et pour résultat d'être utiles à l'humanité, elles pourraient être taxées de cruauté. Mais le physiologiste qui est mû par la pensée de faire une découverte utile à la médecine, et par conséquent à ses semblables, ne mérite aucunement ce reproche. Votre compatriote Harvey, ajouta-t-il, n'aurait pas découvert la circulation, s'il n'avait fait des expériences sur les biches du parc du roi Charles Ier. Or, qui oserait nier que cette découverte n'ait rendu les plus grands services à l'humanité, et qui oserait accuser son auteur d'avoir été cruel? La guerre, continua M. Magendie, ne serait elle-même qu'une cruauté barbare, si l'on ne considérait son but et ses résultats pour l'humanité. Mais ce que l'on pourrait condamner peut-être, c'est la chasse, parce qu'on fait souffrir les animaux et qu'on les tue uniquement pour son plaisir... — Oh! certainement, interrompit le quaker. Je condamne la guerre et la chasse aussi bien que les expériences sur les animaux vivants. Dans tous ces cas, l'homme se donne des droits qu'il n'a pas; c'est là ce que je veux prouver, et je voyage pour faire disparaître du monde ces trois choses : la guerre, la chasse et les expériences sur les animaux vivants. » Sans doute, le quaker n'a pas été converti par M. Magendie, pas plus que M. Magendie par le quaker. Mais je tenais à vous montrer que M. Magendie avait traité le sujet avec toute la convenance que réclamait, d'ailleurs, les sentiments respectables qui avaient déterminé la démarche du quaker, et qu'il ne brusquait pas les personnes qui n'étaient pas de son avis sur ce point, ainsi qu'on a voulu quelquefois le faire croire.

Nous devons actuellement signaler une influence bien connue, et qui toujours a sa source dans l'antagonisme que fit M. Magendie aux idées régnantes du commencement de ce siècle.

Bichat, en donnant à chaque tissu une propriété vitale, avait créé une doctrine vitaliste. Toutefois, Bichat n'était pas vitaliste comme Stahl et Barthez qui reconnaissaient une âme physiologique ou un principe vital indépendants de la matière. Bichat était réellement matérialiste en ce qu'il admettait que toutes les propriétés vitales étaient des propriétés de la matière, mais seulement de la matière vivante. Néanmoins, avec cela, Bichat arriva au même résultat que les vitalistes purs en ce qu'il chassait des corps vivants tous les phénomènes de nature physique ou chimique en tant qu'intervenant normalement dans les actes vitaux. Il regardait de plus ces phénomènes comme incompatibles avec la vie et agissant pour la détruire. Cette sorte d'antagonisme est exprimée par Bichat dans la définition qu'il donne de la vie : *l'ensemble des fonctions qui résistent à la mort.* La mort n'était suivant lui que l'empire des forces physico-chimiques sur les forces vitales.

Les travaux de toute la vie de M. Magendie ont protesté contre cette manière de voir et ont tendu à démontrer l'existence normale de phénomènes physiques et chimiques dans l'organisme vivant. Dès ses premiers mémoires, il prouva que l'absorption n'était pas une propriété vitale et qu'elle se réduisait à un phénomène physique d'imbibition se passant dans des conditions déterminées. Plus tard, M. Magendie donna beaucoup d'extension à ces idées, et il les a développées en publiant ses *Leçons sur les phénomènes physiques de la vie.*

Nous sommes actuellement bien loin des idées de Bichat sous ce rapport. On ne trouverait pas aujourd'hui un seul physiologiste qui osât soutenir qu'il y a antagonisme ou incompatibilité entre les fonctions de la vie et les phénomènes physiques et chimiques. Tous savent, au contraire, que les fonctions vitales ne peuvent pas s'accomplir sans être accompagnées de phénomènes d'ordre physique et chimique, et que lorsque ces derniers viennent à cesser, la vie s'arrête à l'instant dans ses manifestations.

Maintenant, après avoir esquissé, d'une manière générale et bien superficiellement sans doute, l'influence critique salutaire qu'a exercée M. Magendie dans les sciences physiologique et médicale, et après avoir cherché à nous rendre compte de la forme nécessairement exclusive de son esprit en remontant aux circonstances de réaction au milieu desquelles elle avait pris naissance, il nous reste à considérer cette même tendance scientifique de plus près, et pour ainsi dire, dans son application durant l'évolution de la vie si bien remplie de l'homme célèbre qui nous occupe en ce moment.

M. Magendie, reçu docteur en 1808, fit sa thèse inaugurale sur la fracture du cartilage des côtes et sur les mouvements du voile du palais. Il donnait alors à l'École pratique des Cours d'opération qui étaient très suivis, et il a même laissé dans la chirurgie opératoire un procédé pour la résection de la mâchoire inférieure. Mais bientôt il s'adonna tout entier à sa science de prédilection, la physiologie expérimentale.

De 1809 à 1816, M. Magendie publia un grand nombre de mémoires (1) de physiologie expérimentale qui posèrent les fondements de sa réputation comme physiologiste expérimentateur.

Dans tous ses mémoires, M. Magendie suit une marche simple et claire dans l'exposition des faits, fuyant les hypothèses et gardant la plus grande prudence dans les déductions. Ses mémoires peuvent servir de modèle aux jeunes élèves qui voudront s'initier à la méthode expérimentale et à l'analyse des phénomènes de la vie.

En 1816, M. Magendie publia son *Précis élémentaire de physiologie*, en 2 vol. Sous ce titre modeste il y avait cependant une réforme physiologique complète. La méthode expérimentale n'était plus appliquée seulement à un point particulier de la physiologie, mais à son ensemble. M. Magendie indique dans cet ouvrage qu'il y a deux manières de procéder dans les sciences, la méthode systématique et la méthode analytique, et il veut prouver que la méthode analytique est la plus convenable pour l'étude de la physiologie. C'est au nom de l'analyse physiologique qu'il repoussa certaines propriétés vitales qu'avait fait admettre la méthode systématique de Bichat.

L'ouvrage de M. Magendie offrant des notions positives de physiologie aux esprits qui commençaient à se fatiguer de rêveries systématiques, fit une vive sensation et obtint un très grand succès. Il se répandit

(1) Voir leur énumération à la fin de la leçon.

rapidement dans tous les pays et acheva d'établir l'immense réputation de M. Magendie. Il y a quarante ans que la première édition de cette Physiologie a été publiée. Cet ouvrage ne ressemblait alors à aucun des Traités publiés à la même époque; mais tous ceux qui sont publiés aujourd'hui lui ressemblent quant à l'esprit et à la méthode.

De 1816 à 1820, M. Magendie fut nommé Médecin des hôpitaux, et il publia la première édition de son Formulaire qui eut un succès très considérable et dans lequel il fit connaître l'action d'une grande quantité de médicaments nouveaux tels que la strychnine, la morphine, l'iode, l'acide prussique, etc., médicaments qui sont aujourd'hui tous passés dans la pratique.

En 1821, M. Magendie fut nommé Membre de l'Institut et il fonda dans la même année, son *Journal de Physiologie expérimentale*, qui, pendant dix ans, a été le recueil de tout ce qui s'est fait de positif en physiologie et en anatomie normale et pathologique.

M. Magendie poursuivait toujours des recherches originales sur diverses parties de la médecine et de la physiologie. C'est vers cette époque que remontent ses beaux travaux sur le système nerveux, travaux par lesquels il a attaché son nom à une des plus grandes découvertes de ce siècle: la distinction des nerfs moteurs et sensitifs. Cette séparation de fonction des nerfs, soupçonnée par l'antiquité, avait été établie par Ch. Bell, d'après des considérations anatomico-physiologiques admirables. Mais la démonstration expérimentale n'avait pas été donnée. M. Magendie est le premier qui ayant ouvert le canal rachidien pendant la vie, coupa sur un *animal vivant*, les racines rachidiennes antérieures et postérieures, et donna ainsi la preuve sur le vivant, la seule valable, de la différence de fonctions des deux ordres de nerfs. Aussi dans cette grande découverte, la postérité associera-t-elle toujours les noms de Ch. Bell et de Magendie.

En 1831, M. Magendie fut nommé Professeur de médecine au collége de France, dans cette chaire qu'il a occupée pendant vingt-cinq ans. Déjà membre de l'Académie des sciences, médecin de l'Hôtel-Dieu, M. Magendie ne fit que transporter dans cet enseignement les idées qui l'avaient déjà rendu célèbre, et il y apporta surtout son idée dominante, celle d'introduire et de fixer l'expérimentation dans la médecine.

Ce ne fut pas sans quelques difficultés que M. Magendie parvint à établir la méthode expérimentale dans la chaire de médecine du Collége de France, où elle n'était pas admise avant lui. Il eut à surmonter des obstacles matériels et ensuite des raisons qu'on lui opposait, tirées d'une tradition mal comprise de la chaire de médecine du Collége de France. Ces dernières considérations étaient bien peu faites pour toucher M. Magendie dont l'esprit, par sa nature, était très peu soucieux de la tradition. Il avait un sentiment qui était plus fort que toutes les traditions, c'était celui de la science. C'est ce sentiment qui le poussa à fonder l'enseignement expérimental dans cet établissement, dont il a compris, justement à cause de cela, parfaitement le but et la nature.

En effet, la chaire de médecine du collége de France ne peut être comparée à aucune autre. Ce n'est pas une chaire comme celle d'une Faculté de médecine, par exemple, qui doit rester limitée à la même branche spéciale de pathologie, dans un cadre déterminé et en rapport avec d'autres chaires, qui, toutes réunies, doivent donner l'ensemble de l'état actuel des sciences médicales, aux élèves qui viennent chercher un diplôme, c'est-à-dire une profession. Au Collége de France, c'est la science abstraite seule qu'il faut avoir en vue, et cette chaire doit comprendre l'ensemble de la médecine scientifique dans sa plus grande généralité et dans l'expression la plus élevée de son progrès. Mais cet ensemble, qu'on appelle la médecine, se compose d'une foule de sciences particulières : l'anatomie, la physiologie, la pathologie, etc. Toutes ces sciences constituantes de la médecine n'ont pas un développement simultané, mais, au contraire, successif et partiel. Or, comme il est impossible d'embrasser tout l'ensemble à la fois, la chaire du Collége de France doit toujours représenter le progrès là où il s'effectue, dans le moment actuel des sciences médicales. Il en résulte que le caractère de ce cours a dû varier aux diverses périodes de la science, suivant qu'il s'opérait des progrès scientifiques dans une des branches de la médecine plutôt que dans une autre. C'est ce que nous allons prouver en jetant un coup d'œil rétrospectif sur la liste des professeurs qui se sont succédé dans cette chaire depuis 1542, c'est-à-dire depuis sa fondation, et en prenant quelques noms au hasard.

C'est dans cette chaire qu'à diverses époques ont professé Vidus Vidius (1542), Sylvius ou Dubois (1550), Riolan (1604), Guy-Patin (1654), Tournefort (1703), Astruc (1732), Ferrein (1742), Corvisart (1794), Laënnec (1822) et Magendie (1831) (1).

Je vous le demande, quel rapport de tradition pourrait-on établir entre les hommes si divers que nous venons de citer? Leurs noms seuls montrent les modifications successives de la chaire en rapport avec les besoins du jour et les progrès de la science. Or, maintenant quelle est celle des sciences médicales qui, aujourd'hui, est la plus vivace et effectue les progrès les plus rapides? C'est évidemment la physiologie expérimentale. C'est sur cette science que repose tout l'avenir de la médecine scientifique. En effet, la physiologie est fondée, d'une part, sur l'anatomie la plus exacte; d'un autre côté, elle puise ses moyens d'investigation dans la chimie et dans la physique. C'est par la physiologie que ces sciences peuvent s'introduire dans la médecine proprement dite et lui donner la précision et la rigueur sans laquelle il n'y a pas de science. C'est là ce que M. Magendie avait compris, et c'est pour cela qu'il a voulu établir dans

(1) C'est par erreur qu'on a quelquefois compté Bosquillon au nombre des professeurs de médecine du Collége de France, et qu'on en a argué de à que cette chaire était une chaire d'histoire de la médecine. Bosquillon, médecin, a professé au Collége de France, mais il était professeur de grec dans la chaire actuellement occupée par M. Rossignol. C'est en cette qualité de professeur de langue grecque que Bosquillon a publé ses Commentaires sur Hippocrate.

cette chaire l'enseignement de la médecine expérimentale qui s'y perpétuera, car la médecine scientifique ne peut être qu'expérimentale.

Tout ce que M. Magendie a fait depuis qu'il a été nommé professeur au Collége de France aurait suffi pour établir plusieurs réputations médicales et physiologiques.

En 1831, à peine le choléra avait-il apparu en Irlande, qu'il s'y rendait et revenait ensuite à Paris où il fit des leçons ici au milieu de l'épidémie terrible de 1832; leçons qui sont encore aujourd'hui un des meilleurs ouvrages sur cet affreux fléau.

De 1832 à 1838, M. Magendie a professé ici ses *Leçons sur les phénomènes physiques de la vie.* Dans ces cours, au milieu d'une richesse inépuisable de faits, on retrouve toujours l'idée dominante de M. Magendie, qui était l'union indissoluble de la médecine et de la physiologie.

En 1838-1839, M. Magendie professa ses leçons sur le système nerveux. Il reprit en partie ses anciens travaux sur les propriétés des nerfs rachidiens et il découvrit *la sensibilité en retour ou récurrente* des racines rachidiennes antérieures. M. Magendie avait déjà étudié la sensibilité des racines rachidiennes antérieures à d'autres époques et il avait émis des opinions sur leurs propriétés qui paraissaient en opposition avec celles qu'il développa en 1839.

A ce propos, je ne puis me dispenser de vous dire quelques mots de ce qu'on a appelé les contradictions de M. Magendie. On en a beaucoup parlé, et il est des personnes qui ont dit qu'on pourrait écrire des volumes avec les contradictions de M. Magendie. Comme une des soi-disant contradictions qu'on lui ait le plus fortement reprochées est relative à ce point particulier de physiologie du système nerveux, je désire vous montrer ce qu'elle est au fond, et comment elle est arrivée.

Dans le cours de l'année 1838-1839, un auditeur du cours de M. Magendie, qui fréquentait le laboratoire, prétendit avoir pris part à la découverte de la sensibilité récurrente des racines rachidiennes antérieures, et il réclama sa part de cette découverte dans plusieurs lettres insérées dans les journaux de médecine du temps. Plus tard, ce même auditeur du cours ayant écrit des mémoires et des ouvrages sur le système nerveux, reprocha amèrement à M. Magendie ses contradictions sur les propriétés des racines rachidiennes antérieures. « Résumons, dit-il, dans un de ses mémoires, malgré son étrange mobilité, l'opinion de M. Magendie sur les propriétés des racines spinales. En 1822, les signes de sensibilité sont à peine visibles dans les racines antérieures; en 1839, les racines antérieures sont très sensibles. La vérité est une. Que le lecteur choisisse au milieu de ces assertions opposées, contradictoires », et pour rendre la contradiction plus flagrante, le même auteur fait remarquer dans une note que les animaux sur lesquels M. Magendie avait fait ses expériences en 1822 et en 1839 étaient des chiens.

Celui qui reprochait à M. Magendie ses contradictions en paroles si amères, aurait dû être plus réservé. Car c'est le même auteur qui, après avoir dit que les racines antérieures étaient sensibles, et après avoir réclamé sa part à la découverte de cette sensibilité appelée récurrente, la nia bientôt et affirma que les racines antérieures rachidiennes sont complétement insensibles. « J'affirme, dit-il ailleurs, après avoir répété l'expérience 330 fois, que les racines antérieures sont complétement insensibles aux irritations mécaniques de toute sorte. » Vous voyez donc, messieurs, que l'auteur en question s'était déjà deux fois contredit sur le même sujet quand il reprochait à M. Magendie sa contradiction.

Tout cela vous montre de quelle valeur sont ces reproches faits à M. Magendie. Mais cela doit vous fournir un autre enseignement que je ne veux pas laisser échapper, et c'est pour cela que je vous ai cité ce fait. Cela vous prouve que l'observation en physiologie est difficile et que les phénomènes peuvent se présenter quelquefois avec des apparences contradictoires. La sensibilité récurrente est une de ces propriétés mobiles des nerfs et de l'organisation vivante, qui sous une foule d'influences peut s'évanouir momentanément et cesser d'apparaître, quand l'expérience est faite dans d'autres conditions. Aujourd'hui ces influences sont bien connues, et j'ai réussi dans un travail que j'ai publié plus tard, à déterminer dans quelles conditions ces racines sont sensibles ou insensibles ; mais à l'époque où M. Magendie faisait les expériences dont nous parlons, on ne connaissait pas ces conditions. Suivant son habitude, M. Magendie n'a dit que ce qu'il a vu, quand il a trouvé les racines antérieures sensibles, il a dit qu'elles étaient sensibles; quand il les a trouvées insensibles, il a dit qu'elles étaient insensibles. C'était là, comme vous le savez, son système. Le résultat expérimental brut avant tout; il ne se préoccupait pas de savoir s'il y avait contradiction ou non. Il avait la conscience que cette contradiction n'existait pas dans la nature, mais il ne voulait pas la débrouiller par le raisonnement dont il se méfiait. Il disait ce qu'il voyait, attendant que d'autres expériences vinssent apporter des éléments nouveaux pour la solution de la difficulté. Nous pourrions vous montrer qu'il en est ainsi pour une foule d'autres prétendues erreurs, qu'on a attribuées à M. Magendie. Le même auteur lui a reproché, par exemple, d'avoir dit que la blessure du pédoncule cérébelleux moyen produit un mouvement de rotation sur l'axe du corps du même côté de la blessure, tandis que ce mouvement se ferait, suivant lui, du côté opposé. C'est encore la même chose, c'est-à-dire que les deux cas existent, ainsi que je l'ai montré. Et comment en eût-il été autrement? Car sans cela il aurait fallu faire croire que M. Magendie n'avait pas su reconnaître la sensibilité d'un nerf ou le sens de la rotation du corps.

Tous ceux qui ont connu de près M. Magendie, savent combien peu il se préoccupait de ces sortes d'attaques; aussi n'y répondait-il jamais et ne faisait-il rien pour chercher à les éviter. Pourrait-on même sous ce rapport trouver qu'il faisait trop peu pour sauver les apparences même de l'erreur? Mais c'était encore là sa manière de faire. N'ayant pas de théorie à soutenir, son esprit acceptait tous les résultats pourvu que l'expérience les montrât. Par cette raison, il n'avait aucune prétention et il était du reste le premier à reconnaître qu'il s'était trompé quand on le lui prouvait.

Nous n'avons pas à vous entretenir ici du caractère privé de M. Magendie. Le caractère d'un savant, comme l'a dit M. Biot, est indépendant de ses découvertes et de ses travaux, ce qui n'est pas de même pour un moraliste (1). Cependant il est quelquefois des particularités de caractères qui ont eu de l'influence sur la vie de l'homme scientifique ; celles-là seules doivent nous occuper. M. Magendie ne se ressemblait pas du tout dans le monde et dans le laboratoire; il avait sous ce rapport deux caractères bien distincts. Tous ceux qui ont connu M. Magendie savent combien il était affable et bon dans ses relations du monde. Mais dans le laboratoire et dans les relations scientifiques, son caractère changeait tout à fait et prenait alors involontairement le reflet de ses allures scientifiques, c'est-à-dire une antipathie profonde pour tout ce qui était discussion de raisonnement. Quand un jeune homme, plein de l'ardeur du jeune âge, venait consulter M. Magendie, sur des idées, des projets de travail sur lesquels il fondait quelquefois les plus douces espérances, il trouvait invariablement auprès de M. Magendie une désillusion complète. Ces conseils

(1) *Journal des savants.*

francs étaient souvent mal pris. Mais M. Magendie pensait que c'était une épreuve utile qui évitait des déceptions plus tardives, mais plus cruelles. Car si l'on était capable de se laisser décourager par les paroles d'un homme, il ne fallait pas entrer dans la physiologie expérimentale, dont la réalité détruit si souvent nos prétentions systématiques. Si un autre abordait M. Magendie, non plus avec des idées ou des projets, mais avec un fait, avec une expérience dont il venait lui raconter le résultat, la première réponse de M. Magendie était toujours la négation : tout ce que vous racontez là, disait-il, n'est pas possible, vous vous êtes trompé. C'était là encore une sorte d'épreuve à laquelle M. Magendie avait l'air de soumettre tous ceux qu'il ne connaissait pas. Mais si on lui résistait et si, fort de la vérité de ce qu'on lui disait, on voulait l'amener à voir, il ne s'y refusait pas; bien au contraire, il le demandait, et si on lui faisait une bonne expérience établissant bien ce qu'on lui avait annoncé, il était le premier heureux de le reconnaître, et de vous en faire compliment, et on avait désormais acquis son estime et sa sympathie. M. Magendie aimait qu'on eût pour lui la déférence qui était due naturellement à sa haute position, mais il n'aimait pas la faiblesse. Il fallait savoir lui résister quelquefois et il désirait qu'on gardât l'indépendance de ses opinions, comme il la réclamait pour lui-même. C'est à ces conditions qu'on pouvait conquérir et garder son estime et son amitié.

Ici comme toujours le caractère de M. Magendie peut

se résumer en disant qu'il avait horreur du raisonnement et des théories ; il voulait toujours les faits seuls ; il ne voulait que voir; ce qu'il exprimait lui-même en disant « qu'il n'avait que des yeux mais pas d'oreilles. »

Jusqu'à la fin de sa carrière, M. Magendie s'est occupé de la science. Seulement il avait été appelé par sa grande réputation dans des commissions qui prenaient son temps, telles que le Comité consultatif d'hygiène publique, près le ministère de l'agriculture et du commerce, la Commission d'hygiène hippique, près le ministère de la guerre, qu'il présida, et où il se trouvait appelé à traiter les questions les plus élevées d'hygiène générale. Mais il conserva toujours la même direction d'idées, la même tendance expérimentale. Dans le Comité d'hygiène il soumettait des questions à l'expérimentation. Au Comité d'hygiène hippique il soumit avec M. Rayer, à l'expérimentation, diverses questions relatives à la digestion du cheval.

En un mot, l'expérimentateur inflexible ne s'est pas démenti un seul instant dans M. Magendie, et pour finir par les propres paroles de M. Flourens, je dirai avec lui que « M. Magendie nous a transmis le flambeau de la physiologie expérimentale, sans qu'il ait vacillé un seul instant dans sa main, pendant près d'un demi-siècle. »

Enfin, vous voyez, messieurs, que si la science a eu le malheur de perdre M. Magendie, son esprit reste toujours parmi nous et que la méthode qu'il nous a transmise est celle qui nous dirige.

LISTE DES PUBLICATIONS DE MAGENDIE.

Sur les usages du voile du palais, et la fracture des côtes. Paris, 1808.

Quelques idées générales sur les phénomènes particuliers aux corps vivants (*Bulletin des sciences médicales*, de la Société médicale d'émulation). Paris, 1809, p. 145.

Examen de l'action de quelques végétaux sur la moelle épinière (avec R. Delille). Paris, 1809. — Même travail (*Nouveau Bull. de la Soc. philomat.*, t. I, p. 368 à 405).

Mémoire sur les organes de l'absorption chez les mammifères. Paris, 1809 (*Journ. physiolog. expériment.* de Magendie, t. I, 1821).

Expériences pour servir à l'histoire de la transpiration pulmonaire. (*Nouv. Bull. de la Soc. philomat.*, Paris, 1811, t. II).

Mémoire sur le vomissement ; lu à l'Institut le 1er mars 1813. Suivi d'un rapport par MM. Cuvier, de Humboldt, Pinel et Percy. Paris, 1813.

Mémoire sur l'usage de l'épiglotte dans la déglutition ; présenté à la 1re classe de l'Institut, le 22 mars 1813. Suivi du rapport fait à la classe par MM. Pinel et Percy, et d'un Mémoire sur les images qui se forment au fond de l'œil. Paris, 1813. — Le 2e mémoire (*Journ. de médec.* de Leroux, t. XXVI, 1813).

Mémoire sur un moyen très simple d'apercevoir les images qui se forment au fond de l'œil. Paris, 1813.

De l'influence de l'émétique sur l'homme et les animaux. Mémoire lu à la 1re classe de l'Institut de France, le 23 août 1813 ; et suivi du rapport fait à la classe par MM. Cuvier, de Humboldt, Pinel et Percy. Paris, 1813.

Mémoire sur l'œsophage. Paris, 1813. — Le même (*Journal de méd.* de Leroux, t. XXXIV, 1815).

Mémoire sur la déglutition de l'air atmosphérique. Paris, 1816. — Le même avec rapport par Hallé et Pinel (*Journ. de méd.* de Leroux, t. XXXVI, 1816).

Mémoire sur les propriétés nutritives des substances qui ne contiennent pas d'azote. Paris, 1816. Rapport par Thenard et Hallé. — Le même (*Journ. de méd.* de Leroux, t. XXXVIII, 1817).

Précis élémentaire de physiologie. Paris, 1816, 2 vol. in-8. — 2e édition, 1825 ; 3e édition, 1833 ; 4e édition, 1836.

Mémoire sur l'action des artères dans la circulation ; rapport fait à l'Institut (*Journ. de méd.* de Leroux, t. XL, 1817 ; et *Journ. de physiolog. expériment.* de Magendie, t. I).

Recherches physiologiques et médicales sur les causes, les symptômes et le traitement de la gravelle ; avec quelques remarques sur la conduite et le régime que doivent suivre les personnes auxquelles on a extrait des calculs de la vessie. Paris, 1818. — 2e édition, 1828, in-8 avec 1 planche.

Recherches physiologiques et chimiques sur l'emploi de l'acide prusside ou hydrocyanique dans le traitement des maladies de poitrine, et particulièrement dans celui de la phthisie pulmonaire ; lu à l'Acad. des sciences, le 17 novembre 1817. Paris, 1819.

Mémoire sur les vaisseaux lymphatiques des oiseaux. Paris, 1819 (*Journ. de physiol. expérim.* de Magendie, t. I).

Formulaire pour l'emploi et la préparation de plusieurs nouveaux médicaments, tels que la noix vomique, la morphine, l'acide prussique, la strychnine, la vératrine, les alcalis des quinquinas, l'iode, etc. Paris, 1er juillet 1821. — 2e édit., 1822 ; 3e édit., 1822 ; 4e édit., 1824 ; 5e édit., 1825 ; 6e édit., 1827 ; 7e édit. avec le titre : Formulaire pour la préparation et l'emploi de plusieurs nouveaux médicaments, tels que la noix vomique, les sels de morphine, l'acide prussique, la strychnine, la vératrine, le sulfate de quinine, la cinchonine, l'émétine, l'iode, l'iodure de mercure, le cyanure de potassium, l'huile de croton tiglium, les sels d'or, les sels de platine, les chlorures de chaux et de soude, les bicarbonates alcalins, les préparations de phosphore, les pastilles digestives de Vichy, l'écorce de la racine de grenadier, etc. Paris, 1829, in-12.

Mémoire sur quelques découvertes récentes relatives aux fonctions du système nerveux ; lu à la séance de l'Acad. des sciences, le 2 juin 1823. Paris, 1823.

Mémoire physiologique sur le cerveau ; lu à l'Acad., le 16 juin 1828. Paris, 1828.

Anatomie des systèmes nerveux des animaux à vertèbres, appliquée à la physiologie et à la zoologie, par A. Desmoulins. Ouvrage dont la partie physiologique est faite conjointement par Fr. Magendie. Paris, 1825, 2 vol. in-8 et atlas in-4.

Journal de physiologie expérimentale, Paris, 1821-1831, 11 vol. in-8 avec planches.

Recherches sur la vie et la mort, de Xav. Bichat, avec des additions par F. Magendie. Paris, 1822, in-8.

Traité des membranes en général et des diverses membranes en particulier, de Xav. Bichat, avec des annotations par F. Magendie. Paris, 1827, in-8.

Recherches chimiques et physiologiques sur l'ipécacuanha, mémoire lu à l'Acad. des sciences, le 25 février 1819 (avec Pelletier) (*Journ. univ. des sc. médic.*, t. IV, 1816).

Note sur les gaz intestinaux de l'homme (*Ann. de chim. et de phys.*, t. II, 1816).

Note sur les effets de la strychnine sur les animaux (*Ann. de chim. et de phys.*, t. XVI, 1819).

Note sur l'emploi de quelques sels de morphine comme médicament (*Nouv. Journ. de méd.*, t. I, 1818).

Réflexions sur un mémoire de M. A. Portal, relatif au vomissement (*Ibid.*, même année, t. I).

Mémoire sur le mécanisme de l'absorption chez les animaux à sang rouge et chaud, lu à l'Acad. des sciences en octobre 1820 (*Journ. de physiol. expériment.* de Magendie, t. I, 1821).

Note sur l'introduction des liquides visqueux dans les organes de la circulation et sur la formation du foie gras des oiseaux (*Ib.*, t. I).

Expérience sur la rage (*Ib.*, t. I).

Mémoire sur la structure du poumon de l'homme ; sur les modifications qu'éprouve cette structure dans les divers âges, et sur la première origine de la phthisie pulmonaire (*Ib.*, t. I).

Considérations générales sur la circulation du sang (*Ib.*, t. I).

De l'influence des mouvements de la poitrine et des efforts sur la circulation du sang (*Ib.*, t. I).

Sur l'entrée accidentelle de l'air dans les veines, sur la mort subite qui en est l'effet ; sur les moyens de prévenir cet accident et d'y remédier (*Ib.*, t. I).

Sur un mouvement de la moelle épinière isochrone à la respiration (*Ib.*, t. I).

Sur les organes qui tendent ou relâchent la membrane du tympan, et la chaîne des osselets de l'ouïe, dans l'homme et les animaux mammifères (*Ib.*, n° 4, t. I).

Anatomie d'un chien cyclope et astome (*Ib.*, t. I).

Fièvre intermittente pernicieuse guérie par une faible dose de sulfate de quinine (*Journal de physiologie expérimentale* de Magendie, t. I).

Histoire d'une maladie singulière du système nerveux (*Ib.*, t. II).

Mémoire sur plusieurs organes propres aux oiseaux et aux reptiles, lu à l'Académie des sciences, 1819 (*Ib.*, t. II).

Note sur l'anatomie de la lamproie (lu à l'Académie des sciences, avec Desmoulins, *Ib.*, t. II).

Expériences sur les fonctions des racines des nerfs rachidiens (*Ib.*, t. II).

Remarques sur une fièvre muqueuse et adynamique observée par P.-L. Dupré; avec quelques expériences sur les effets des substances en putréfaction (*Ib.*, t. III).

Note sur le siége du mouvement et du sentiment dans la moelle épinière (*Ib.*, t. III).

Remarques sur une destruction d'une grande partie de moelle épinière, observée par Rullier (*Ib.*, t. III).

Note sur les fonctions des corps striés et des tubercules quadrijumeaux (*Ib.*, t. III).

Histoire d'un hydrophobe traité à l'Hôtel-Dieu de Paris, au moyen de l'injection de l'eau dans les veines (*Ib.*, t. III).

Le nerf olfactif est-il l'organe de l'odorat? Expériences sur cette question, *Ib.*, t. IV).

De l'influence de la cinquième paire de nerfs sur la nutrition et les fonctions de l'œil (*Ib.*, t. IV).

Mémoire sur les fonctions de quelques parties du système nerveux, lu à l'Académie des sciences, le 7 mars 1825 (*Ib.*, t. IV).

Mémoire sur le liquide qui se trouve dans le crâne et l'épine de l'homme et des animaux vertébrés, lu à l'Académie des sciences, le 4 décembre 1825 (*Ib.*, t. V, 1825, et t. VII, 1827).

Sur deux nouvelles espèces de gravelles, mém. lu à l'Académie des sciences, le 18 septembre 1826 (*Ib.*, t. VI).

Sur l'emploi du galvanisme dans le traitement de l'amaurose, mém. lu à l'Académie des sciences, le 9 juin 1826 (*Bulletin des sc. médic.*, t. IX, 1826).

Notice sur l'heureuse application du galvanisme aux nerfs de l'œil, lue à l'Académie des sciences, le 19 juillet 1826 (*Arch. gén. de méd.*, t. II, 1826). — Réclamation (*Ib.*, t. XV, 1827).

Rapport avec Duméril sur les maladies scrofuleuses traitées à l'hôpital Saint-Louis, par M. Lugol (*Arch. gén. de méd.*, t. XXV, 1831).

Rapport à l'Académie des sciences, sur le mémoire de M. L.-F. Emm. Rousseau : De l'emploi des feuilles de houx (*Ilex aquifolium*) dans les fièvres intermittentes. Paris, 1831, in-8.

Choléra-morbus de Sunderland (*Revue médicale française et étrangère*, 1832, t. I), leçons faites au Collége de France.

Action exercée sur les animaux et sur l'homme malade par le nitro-sulfate d'ammoniaque (*Comptes rendus de l'Académie des sciences*, t. I, 86).

Communications relatives à une guérison obtenue par des courants électriques portés directement sur la corde du tympan ; restitution des sens du goût et de l'ouïe abolis par suite d'une commotion cérébrale. Déductions tirées de ce fait quant à l'origine du nerf du tympan (*Ib.*, t. II, 447).

Note sur le traitement de certaines affections nerveuses, par l'électro-puncture des nerfs (*Ib.*, t. V, p. 855).

Résultats de quelques nouvelles expériences sur les nerfs sensitifs et sur les nerfs moteurs (*Ib.*, t. VIII, 787 et 865).

Note sur la paralysie et la névralgie du visage (*Ib.*, t. VIII, 951).

Tableau contenant les résultats de recherches sur les variations de proportions de quelques-uns des éléments du sang dans certaines maladies (*Ib.*, t. XI, 161).

Communication relative à un cas de cow-pox, et à l'inoculation de la matière des pustules sur plusieurs enfants (*Ib.*, t. XVIII, 986).

Prend part comme président aux expériences de la commission d'hygiène sur l'examen comparatif de la salive parotidienne et de la salive mixte du cheval (*Ib.*, t. XXI, 902).

Note sur la présence normale du sucre dans le sang (*Ib.*, t. XXIII, 336).

Note sur la sensibilité récurrente (*Ib.*, t. XXIV, 1130).

De l'influence des nerfs rachidiens sur les mouvements du cœur (*Ib.*, t. XXV, 875, 926.

Rapport à l'Académie royale des sciences (avec M. Duméril), relatif aux Planches anatomiques du corps humain par Antommarchi (*Revue encyclopédique*, 53e cahier, t. XVIII, mai 1823, in-8).

Leçons sur les phénomènes physiques de la vie, professées au Collége de France par M. Magendie, et publiées par M. Constantin James. Paris, 1835, 1836, 1837, 1838, 4 vol. in-8°.

Leçons sur les fonctions et les maladies du système nerveux professées au Collége de France. Paris, 1839, 2 vol. in-8.

Recherches physiologiques et cliniques sur le liquide céphalo-rachidien ou cérébro-spinal. Paris, 1842, in-4° avec 3 planches in-folio.

Leçons faites au Collége de France pendant le semestre d'hiver (1851-1852), recueillies et analysées par le docteur V.-A. Fauconneau-Dufresne. Paris, 1852, in-8° (publiées dans l'*Union médicale*).

M. Magendie a fourni au *Dictionnaire de chirurgie et de médecine pratiques* les articles ABSORPTION, ALOÈS, BÉGAIEMENT, GRAVELLE, etc.

www.ingramcontent.com/pod-product-compliance
Ingram Content Group UK Ltd.
Pitfield, Milton Keynes, MK11 3LW, UK
UKHW020458230726
13925UKWH00005B/2026

9 782016 141762